DE L'EAU DE SELTZ FACTICE

SES INCONVÉNIENTS

SES DANGERS

OPINION DU CORPS MÉDICAL

SUR LES EAUX GAZEUSES NATURELLES & ARTIFICIELLES

PRIX - 50 cent.

EN VENTE

CHEZ TOUS LES LIBRAIRES DE PARIS ET DES DÉPARTEMENTS

1861

[illegible] LAVOISIER, IMP. LITH. de la Compagnie des Eaux Gazeuses naturelles de Table

DE

L'EAU DE SELTZ FACTICE

SES INCONVÉNIENTS. — SES DANGERS.

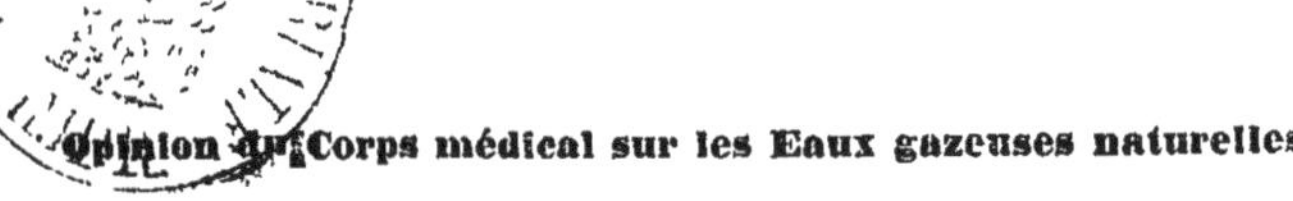

Opinion du Corps médical sur les Eaux gazeuses naturelles et artificielles.

PRIX : 50 CENTIMES

PARIS

A.-L. LAVOISIER

IMP. LITH. DE LA COMPAGNIE DES EAUX GAZEUSES NATURELLES DE TABLE

Rue du Chaume, 3

1861

DE

L'EAU DE SELTZ FACTICE

SES INCONVÉNIENTS. — SES DANGERS.

L'usage des boissons acidules gazeuses pour la table, comme moyen hygiénique, s'est popularisé depuis plusieurs années, tant en France qu'à l'étranger, et il tend chaque jour à s'accroître encore. On ne doit pas s'étonner alors de voir une foule d'eaux gazeuses naturelles ou artificielles employées dans ce but, et des appareils divers proposés pour préparer celles-ci.

Si les eaux acidules gazeuses artificielles paraissent quelquefois préférées, en raison de ce que leur gaz carbonique, plutôt emprisonné que dissous, s'échappe aussitôt que la pression cesse, et produit une mousse effervescente, comme les vins mousseux, les eaux naturelles présentent toujours plus d'avantage. En effet, bien que très-riches en gaz carbonique, elles tiennent ce gaz plutôt en dissolution qu'interposé, et on ne le voit souvent s'en séparer qu'avec une sorte de difficulté, sous l'aspect de bulles abondantes continues. C'est un avantage pour le but qu'on se propose d'atteindre, car le gaz, s'échappant progressivement en quantité moindre à la fois, ne stimule pas aussi vivement l'estomac, comme cela arrive avec les eaux artificielles, et ne tend pas ainsi à fatiguer cet organe important de la vie; aussi, depuis quelques années, tous les hommes qui s'occupent de la santé publique ont pu constater la fréquence toujours croissante des affections de l'appareil digestif et leur terminaison trop souvent funeste.

La science s'est émue en face de ces dégénérescences squirrheuses et de ces ramollissements de l'estomac, si rares autrefois, et qui comptent aujourd'hui tant de victimes; et, parmi les causes les plus actives de ces désordres, elle a dénoncé l'abus des boissons alcooliques et l'usage habituel des *eaux gazeuses artificielles.*

La sollicitude éclairée des médecins, tout en signalant le péril, a encouragé de tous ses efforts l'introduction des eaux minérales gazeuses naturelles sur nos tables, substituant ainsi à des habitudes meurtrières une action toujours bienfaisante. (O. HENRY, *membre de l'Académie de médecine.*)

Au reste, un fait désormais incontestable et déjà révélé depuis longtemps par l'observation scientifique, c'est que les eaux fabriquées n'ont aucune valeur hygiénique et médicale.

Quelle que soit d'ailleurs la perfection d'imitation, on s'aperçoit vite que quelque chose d'essentiel leur manque. Il a même toujours été impossible de reproduire fidèlement tous leurs caractères physiques, encore moins leurs propriétés hygiéniques. D'où nous concluons que, non-seulement leur action est nulle, mais qu'il peut encore arriver, dans un grand nombre de cas, que, prises sans discernement, elles deviennent nuisibles à la santé. (*Treuille*, doct. méd.)

Les femmes irritables se trouvent ordinairement fort mal de l'emploi de l'eau de Seltz factice. Dans un grand nombre de cas, elle a d'*assez graves inconvénients.* (Trousseau, *membre de l'Académie de médecine*, et Pidoux.)

Les chimistes mélangent, la nature combine. Aussi, dès qu'on débouche une bouteille d'eau gazeuse artificielle, le gaz s'envole-t-il, saluant sa mise en liberté par une détonation qu ne peut charmer que l'oreille du vulgaire. Pour obvier à cet inconvénient, on a imaginé les bouteilles dites à siphon. On a remplacé un inconvénient par un danger. A l'explosion en plein air, on substitue, autant qu'on le peut, l'*explosion en plein estomac*. Pense-t-on que cet organe ne soit pas *fatigué*, *irrité*, *épuisé*, à la longue, par une boisson qui se distend tout à coup au point de prendre quatre ou cinq fois son volume? Une bouteille d'eau de Seltz artificielle débouchée perd tout son gaz en *trois minutes* environ, à une température de 25° centigrades, tandis qu'une bouteille d'eau gazeuse naturelle, qu'elle s'appelle Condillac, Grandrif ou Renaison, à la même température, dégagé des bulles de gaz pendant *douze heures* consécutives. De *trois minutes* à *douze heures*, la distance est grande! Avec l'eau artificielle, le dégagement de l'acide carbonique est instantané; il a lieu au moment même où l'on boit. Avec l'eau gazeuse naturelle, le dégagement du même acide *accompagne la digestion et l'aide jusqu'à ce qu'elle soit achevée.*

L'eau gazeuse *artificielle est une machine à vapeur qui éclate.*

L'eau gazeuse *naturelle est une machine à vapeur qui marche.* (TAMPIER, *doct. méd.*)

Voyons encore ce que dit M. le docteur CONSTANTIN JAMES, si compétent en matière d'hydrologie.

Les eaux minérales artificielles, même les mieux fabriquées, ne sont, au point de vue de l'analyse chimique et de l'action médicale, qu'une contrefaçon infidèle et grossière des sources naturelles, dont elles ont usurpé le nom. On entend cependant vanter tous les jours les prétendus triomphes de l'art pour la fabrication des eaux gazeuses. Le grand argument sur lequel on s'appuie, c'est que les eaux gazeuses artificielles contiennent plus de gaz carbonique que les eaux gazeuses naturelles. Cela est vrai; seulement les conséquences qu'on a voulu en déduire, au point de vue de leur utilité comparative, me paraissent tout à fait erronées. Voyez plutôt, ajoute-t-il, comment se comporte chacune de ces eaux, étudiées séparément.

« L'eau artificielle, prise en boisson, laissera dégager par les narines et par la bouche une partie de son gaz avant de pénétrer dans l'estomac; à peine sera-t-elle introduite dans ce viscère, qu'elle y déterminera des éructations et un sentiment de plénitude; c'est qu'ici l'acide carbonique n'était maintenu que par compression, de sorte que, suspendu sans être combiné, il s'isole dès l'instant ou il n'est plus soumis à la force qui l'avait emprisonné. Au contraire, le gaz dissous dans l'eau naturelle se dégage peu à peu dans l'estomac, sans distendre cet organe ni sans se faire jour au dehors; son action est lente, continue; il stimule doucement la muqueuse, pénètre ses moindres replis, s'imbibe dans les villosités et les follicules, et modifie ainsi de la manière la plus heureuse les sécrétions et la vitalité. Il n'y a donc rien de commun entre ces deux eaux, et elles ne doivent pas être désignées par le même nom. En un mot, l'art, même dans ses plus heureuses imitations, ne peut jamais reproduire la nature; nous ne devons donc réclamer son intervention que quand celle-ci nous refuse son assistance. »

C'est au dégagement modéré de l'acide carbonique dans l'estomac lui-même que les eaux gazeuses *naturelles* doivent leur supériorité sur les eaux gazeuses *artificielles*. Les premières (*naturelles*) agissent longtemps avec modération, sans brusquerie, et, par là même, ne peuvent fatiguer l'estomac; tandis que les secondes (*artificielles*), laissant tout à coup dégager leur gaz en abondance, produisent une distension rapide et douloureuse des parois stomacales; en un mot, elles fatiguent par cette seule action toute mécanique et pourtant inévitable pour toutes les eaux artificielles. (PETREQUIN et SOCQUET, *lauréats de l'Académie de médecine aux concours de* 1855 *et* 1857.)

Si maintenant nous abordons l'intéressant travail de M. le docteur Treuille sur la manière de fabriquer cette boisson insalubre que l'on a décorée du nom d'Eau de Seltz factice, et même tout simplement d'Eau de Seltz, on sera surpris de voir que cette industrie ait pu, pendant plusieurs années, obtenir les suffrages d'une partie du corps médical. Il faut l'attribuer, il est vrai, au besoin d'une eau qui, pendant les chaleurs de l'été, stimule les fonctions digestives ; or, à cause de son prix élevé, l'Eau naturelle de Seltz ou Selters ne pouvait entrer dans la grande consommation.

Fabrication de l'eau factice, dite de Seltz.

La fabrication de l'Eau de Seltz est aujourd'hui arrivée à plus grande simplicité. Elle se compose uniquement d'un mélange de gaz acide carbonique et d'eau de la Seine ou du canal (1). Le gaz acide carbonique se produit de la manière suivante :

Dans un vase en plomb muni d'un agitateur, on introduit

(1) Nous n'avons pas besoin de répéter tout ce qui a été dit sur l'impureté de l'eau de la Seine. Voici un document tout récent, le mémoire de M. le préfet de la Seine sur les eaux de Paris, qui résume en deux mots les inconvénients qui doivent faire écarter de la consommation

une quantité déterminée d'eau et de blanc de Meudon (carbonate de chaux) ; puis on ferme hermétiquement ce vase, dit *pot à blanc*, à l'aide d'un écrou fortement vissé. Au moyen d'une tubulure, on fait alors arriver dans ce vase une quantité également déterminée d'acide sulfurique (huile de vitriol). En agitant fortement l'acide sulfurique en contact avec le carbonate de chaux, au moyen de l'agitateur susindiqué, il se forme une nouvelle combinaison : le sulfate de chaux ; et le gaz acide carbonique se dégage en grande abondance. Après avoir traversé deux récipients remplis d'eau, dits laveurs, le gaz acide carbonique est recueilli dans un gazomètre.

Une tubulure en caoutchouc met ce gazomètre en communication avec un second récipient de plus petite dimension vulgairement appelé *boule*, où le gaz est amené au moyen d'une pompe aspirante et foulante, ainsi que la quantité d'eau à saturer. Un niveau d'eau et un manomètre indiquent dans la boule la quantité d'eau introduite et le nombre d'atmosphères. Un régulateur permet de régler et la quantité d'eau et la quantité de gaz que l'on veut introduire dans le récipient. Enfin, un puissant agitateur, mis en fonction généralement par la vapeur, opère le mélange de l'eau et du gaz acide carbonique.

Mais les choses ne se passent pas toujours aussi bien que

publique les eaux coulant à ciel ouvert. Les pluies les troublent, les végétaux les corrompent, la culture ou les maisons riveraines les chargent d'immondices.

(*Moniteur du* 29 *janvier* 1859.)

nous venons de le dire ; diverses causes que nous allons énumérer viennent y mettre obstacle.

1° Il arrive fréquemment, l'acide sulfurique ayant été versé en excès, que le gaz qui se dégage soit fétide, nauséabond, jouissant de véritables propriétés toxiques qui déterminent souvent de graves accidents dont on recherche en vain la cause.

2° L'élévation de la température vient *radicalement* s'opposer à la saturation de l'eau par le gaz en raison de l'excessive dilatation de ce dernier, ce qui vient augmenter les chances de l'explosion, et chacun sait que l'Eau de Seltz se fabrique surtout pendant l'été, période de temps où sa fabrication offre le plus de dangers.

3° Enfin les laveurs sont insuffisants pour épurer le gaz, qui trop souvent conserve un goût hydrosulfuré très-prononcé (1).

Ce n'est pas tout, le public ne se doute guère que chaque siphon chargé de gaz, comprimé jusqu'à douze atmosphères, est une véritable machine infernale des plus dangereuses et toujours prête à faire explosion.

Dans les fabriques, les ouvriers chargés de remplir les

(1) Les laveurs sont destinés à épurer le gaz carbonique qui, en s'échappant du générateur, entraîne toujours de l'acide sulfurique. Si ces laveurs sont insuffisants, l'eau contient de l'acide qui peut produire de grands désordres dans l'estomac.

siphons n'accomplissent ce travail qu'en étant masqués et gantés, ce qui ne les met pas toujours à l'abri du danger.

Ce n'est pas tout encore : supposez le siphon rempli d'eau saturée du gaz de la meilleure qualité ;

Supposez encore le siphon éprouvé avant d'avoir été rempli et pouvant résister à une haute pression sans faire explosion.

Avec la certitude que le gaz est de bonne nature et la confiance que vous avez dans la solidité du vase, vous voilà désormais sans crainte, et vous pouvez en toute liberté d'esprit vous livrer à l'amusement de ce *brillant feu d'artifice !...*

Mirage trompeur ! fausse sécurité ! Prenez garde ! un nouveau danger vous menace et vous alliez peut-être porter à vos lèvres encore souriantes de satisfaction une coupe empoisonnée !!!

En effet, il est bien prescrit par les règlements, à l'égard du ressort à boudin qui permet à l'eau chargée de gaz de sortir du siphon, de fabriquer ce ressort en cuivre argenté, afin d'obvier à son oxydation. Mais le contact prolongé et souvent renouvelé du gaz acide carbonique détruit promptement l'argenture; alors, l'action de l'acide carbonique s'exerce sur le cuivre tout à son aise, et produit une couche épaisse et profonde de *vert-*

de-gris (1), qui communique à l'eau incessamment en contact avec cet oxyde des propriétés toxiques qui ne sont ignorées de personne.

Que ceux de nos lecteurs qui croiraient le tableau chargé veuillent bien se donner la peine, comme nous l'avons fait nous-mêmes à différentes reprises, de démonter des siphons et d'examiner le ressort; ils verront si nous avons été au-delà de la vérité.

Après nous avoir suffisamment démontré comment se fabrique l'Eau de Seltz factice, M. Treuille nous apprend qu'avant 1830 cette industrie était fort restreinte, et qu'elle ne date réellement que de 1839, époque de l'invention brevetée du vase siphoïde.

Aujourd'hui Paris compte environ soixante fabriques d'Eau de Seltz, qui livrent à la consommation de 10 à 15 millions de

(1) S'il est rare que l'on ait à constater un empoisonnement avec ces eaux sophistiquées, cela tient à ce que la quantité de cuivre que contient un siphon est très-petite, mais elle suffit souvent pour causer, après le repas, des malaises, des douleurs d'estomac et d'entrailles qu'on ne songe pas à lui attribuer, et qui n'ont pourtant pas d'autre origine.

De plus, le vase qui sert à faire le mélange de craie et d'acide sulfurique, est en cuivre étamé; mais, en présence d'un acide aussi énergique, l'étamage est assez vite enlevé; de là la formation d'un sel de cuivre qui, comme l'acide sulfurique, peut être entraîné avec les bulles de gaz carbonique.

(*Note de la rédaction.*)

siphons par année; de plus, chaque ville de province de quelque importance possède un ou plusieurs établissements.

Que penser maintenant d'un pareil abus sous prétexte d'hygiène? Quel effet utile peut avoir sur la santé l'absorption d'une si grande quantité de gaz acide carbonique? Quel est le degré de pureté de l'eau employée à une aussi vaste fabrication?

Sans aucun doute, si les propriétaires de sources se fussent plus préoccupés de leurs véritables intérêts en mettant leurs produits à la portée de tous, s'ils se fussent mieux tenus au courant des tendances et du goût du public, l'usage immodéré d'une boisson souvent nuisible n'aurait jamais pris, dans toutes les classes de la société, la place que devraient seules y occuper ces Eaux si merveilleusement douées, si bienfaisantes, si belles, si pures, si agréables, en un mot, les Eaux naturelles gazeuses. Que les propriétaires des sources de Condillac, Grandrif, Renaison, toutes Eaux naturelles gazeuses, employées comme boisson d'agrément, veuillent bien y réfléchir sérieusement, il en est temps encore; l'enjeu est magnifique, et nous avons l'intime conviction que l'administration, toujours soucieuse de la santé publique, verra avec plaisir leurs efforts et qu'elle les encouragera.

Mais pour obtenir un résultat si désirable, deux choses indispensables sont à faire :

1° Livrer l'Eau minérale naturelle au plus bas prix possible ;

2° La mettre à la portée de tous dans le plus parfait état de conservation.

Nous croyons M. le docteur Treuille dans le vrai, lorsqu'il fait appel aux sources gazeuses dont le centre de la France est si richement doté. Si nos renseignements sont exacts, nous sommes heureux de lui apprendre qu'il a été entendu, et qu'après Condillac, connue déjà sous le nom de Reine des Eaux de table, Paris va accueillir aussi favorablement d'autres sources qui ne lui cèdent ni en qualité ni en quantité, et qui depuis quelques années se vendent par millions de bouteilles sur la place de Lyon et le midi de la France.

L'on peut donc dire avec M. le vicomte Costa de Gerda (*Gazette des Eaux*) que la guerre est déclarée aux Eaux factices ! Enfin l'acide carbonique artificiel, le siphon, les appareils gazogènes, les sels nuisibles, etc., tous les engins meurtriers de la spéculation ou de la fraude vont mordre honteusement la poussière ! les principes éternels du droit hydrologique triomphent, et l'usurpation chancelle sur son trône. Le règne des Eaux naturelles gazeuses est annoncé *ex cathedrâ,* à la médecine et au commerce.

Une ère nouvelle commence; et je prends ma lyre pour célébrer ce joyeux avénement.

Sois bénie, œuvre de la restauration thermale ! *Te moriturus salutat !* Celui que devaient faire mourir les liquides sophistiqués te salue !

Toutefois, ce n'est pas assez de détruire un abus, il faut encore fonder dans l'avenir un régime durable; autrement nous ne serions que des démolisseurs, des révolutionnaires de la pire espèce. LES EAUX NATURELLES DE TABLE SERONT DÉSORMAIS UNE VÉRITÉ. Voilà notre devise; mais qui remplacera pour notre usage journalier l'Eau de Seltz bâtarde, le Soda-Water, la pseudo-limonade de fabrication douteuse, toute cette famille de tyrans toxiques qui a ruiné si longtemps nos santés et nos bourses? Déjà maintes rivales se présentent. Quand il s'agit d'arriver au pouvoir, ce ne sont jamais les compétiteurs qui manquent; on accourt, qui du midi, qui du nord, pour défendre ses titres ou ses prétentions.

N'était-ce leur prix, l'Allemagne avec son excellente Eau de Schwalheim, avec la célèbre Selters, la cause de toute cette guerre, le malheureux prête-nom de toutes ces usurpations viendrait peut-être disputer à Condillac, à Grandrif, à Renaison l'honneur de paraître sur nos tables; mais quels que soient leurs mérites, il faut reconnaître qu'elles sont maintenant oubliées chez nous.

Parlerons-nous davantage des Eaux de Chateldon, Soultzmatt, Saint-Alban, que leur analogie avec les Eaux d'Ems, Contrexeville, Vichy, fait plutôt rentrer dans la classe des Eaux médicinales, malgré leur saveur agréable et la quantité de leur gaz?

Parlerons-nous également de Vichy, dont la publicité fastueuse de ses fermiers a fait une panacée universelle, que l'on a la prétention de donner comme Eau digestive, peut-être parce qu'elle est elle-même d'une digestion difficile et peu agréable au goût, et que l'industrie a bien caractérisée en en faisant, qui du sucre d'orge, qui du potage, qui du savon et peut-être même un jour du cirage ? Nous trouvons que cette Eau a une spécialité assez tranchée, sans vouloir en faire un remède à tous les maux, voire même une Eau agréable.

Mais revenons à notre sujet.

Il y a un demi-siècle à peine, les eaux des sources de Seltz étaient à peu près les seules connues en Europe. Royalement exploitées depuis un grand nombre d'années, plus de cent auteurs ont écrit à ce sujet. Elles doivent leur réputation comme eau de table plus à leur priorité qu'à leur composition chimique.

En effet, elles ne sauraient soutenir la comparaison quant à la saveur, la fraîcheur, la limpidité, le piquant et la quantité de gaz que contiennent les Eaux de Condillac, Grandrif, Renaison ou même Saint-Galmier ; cette dernière, plus uniquement gazeuse, malgré quelque amertume, est insignifiante au point de vue chimique et médical, et cependant elle agit sur la couleur du vin et le fait virer au violâtre. Le gaz s'en évapore facilement et n'y semble pas en mélange aussi intime que dans les autres eaux gazeuses naturelles. Cette Eau, par un caprice de la nature que nous ne nous chargeons pas d'expliquer, présente quelquefois une singulière analogie avec l'Eau de Seltz factice. Nos confrères savent que les eaux de certaines sources subissent des modifications très-sensibles alors que l'atmosphère est chargée d'électricité. Des puisements inopportuns faits dans ces conditions produisent peut-être les effets que nous signalons ici.

Indépendamment de la couleur désagréable que l'Eau de Saint-Galmier communique au vin, une citation suffira pour signaler quelques autres inconvénients de cette pléthore minérale : « Les Eaux de Saint-Galmier, dit M. Ladevèze, qui en est le médecin inspecteur, doivent être rigoureusement défendues aux constitutions nerveuses et irritables. » Les Eaux de Saint-Galmier sont dépourvues d'iode, les personnes à tempérament lymphatique doivent s'en abstenir.

Selon nous, les Eaux de Saint-Galmier ne réunissent pas, tant s'en faut, les conditions qui constituent une bonne eau de table.

Sur les Eaux de Condillac, Grandrif et Renaison, le corps médical, bon juge en matière d'hygiène, est au contraire unanime pour en préconiser la bienfaisante action. En effet, ces eaux, salutaires entre toutes, sont des eaux gazeuses naturelles telles qu'elles viennent sourdre des roches, telles que la nature sait les fabriquer dans ses mystérieux procédés chimiques, dont n'approcheront jamais nos grossières manipulations de laboratoire. Le gaz acide carbonique s'y trouve à l'état de combinaison, et non de compression; ce sont des eaux très-limpides, d'une saveur acidule, fraîche, fort agréable. Emi-nemment apéritives, rafraîchissantes, digestives et diurétiques, elles facilitent les fonctions de l'estomac et des intestins, excitent doucement l'activité des sécrétions urinaires, de telle sorte que, pour les personnes qui font usage de ces eaux, nous n'avons presque pas d'exemples de gastrites chroniques.

Buvez les eaux gazeuses naturelles : le produit de la nature vaut mieux que celui du laboratoire.

Zimmermann, le médecin poëte, appelait les Eaux minérales naturelles de Seltz (Selters) *eau des poëtes et des gens de lettres.* Le reconnaissant hommage du rêveur allemand conviendrait plus justement encore aux Eaux françaises, bien autrement gazeuses que l'Eau de Seltz. Ces eaux, en effet, sont délicieuses au goût, rafraîchissantes, exhilarantes, et leur bienfait se fait sentir promptement, soit qu'on les boive en mangeant et mêlées à la boisson ordinaire, soit qu'on en fasse usage avant, après ou entre les repas, seules ou édulcorées avec un sirop à base acidule, comme elles : le sirop de limons ou de groseilles, par exemple.

Les affections des voies digestives, si communes en notre siècle de gourmandise, et les estomacs faibles, chez lesquels une petite quantité de nourriture, même la plus légère, est un pénible travail, trouveront dans les Eaux de Condillac, Grandrif et Renaison un tonique par excellence, et l'usage de l'une de ces eaux, prise à table et coupée avec la boisson ordinaire, leur donnera la facilité de digérer les aliments les plus réfractaires aux organes digestifs.

Auprès des gourmets, les Eaux de Condillac, Grandrif ou Renaison se recommandent par de précieuses qualités. Elles pétillent dans le verre, elles portent légèrement au cerveau et prédisposent à la gaieté. Sous ce rapport elles conviennent non-seulement aux hypocondriaques, mais encore à la plupart des gens du monde, aux hommes de cabinet, à tous ceux enfin qui ont à lutter contre les préoccupations incessantes des affaires. Ajoutons qu'elles communiquent au vin, quel que soit son cru, une saveur appétissante, sans jamais en altérer la couleur et la transparence.

L'indication épulatoire de l'Eau gazeuse naturelle, qu'elle s'appelle Condillac, Grandrif ou Renaison, ressort évidente et claire de ce double fait, savoir :

Qu'elle donne de l'appétit;

Qu'elle fait digérer.

Prêtant son opportun secours à l'élaboration du grand problème que tout repas comporte, elle en simplifie les deux termes culminants, au point de mettre sa solution à la portée des vocations les plus réfractaires. Votre estomac languit, privé de ressort; gouffre jadis insatiable, il ne témoigne plus qu'à de trop rares intervalles cette horreur du vide, apanage de la santé. Paresse native, débilité acquise, inappétence de convalescent, embarras gastrique, sabures, impuissance de faire pour avoir trop fait, la source bienfaisante guérit tout et guérit sur l'heure. Sous cette douche fraîche, presque styptique, les papilles s'érivent, le fluide artériel circule plus agile, la contractilité s'éveille, les muqueuses rougissent, les sucs gastriques affluent, l'éréthisme gagne jusqu'au cerveau, et l'incurable de tout à l'heure est un athlète brûlant d'entrer en lice.

C'est à l'Eau gazeuse naturelle que les gastronomes doivent l'ineffable bienfait d'un repas de plus par jour; d'une indigestion de moins par repas.

Avec les rafraîchissements ordinaires, la soif, en tant que besoin, est étanchée; mais il est vrai de dire que, comme plaisir, on ne le satisfait jamais complétement et sûrement. Car le danger de boire froid pendant que le corps est en sueur ne pouvant s'appeler une chimère, il arrive de toute nécessité l'une de ces deux choses : ou qu'on laisse passer quelques minutes avant d'oser porter le verre à ses lèvres, — et ces minutes sont l'exacte répétition du supplice de Tantale, — ou que, pour passer son caprice, on risque une maladie. Les sources des Eaux naturelles nous dispensent de ces ménagements. En toute saison, à toute température, elles s'ingèrent sans inconvénient. Le fait est notoire. Nous pourrions en essayer l'explication physiologique; mais, pour le lecteur, l'ennui serait assuré et la persuasion incertaine. Il préférera donc, et de

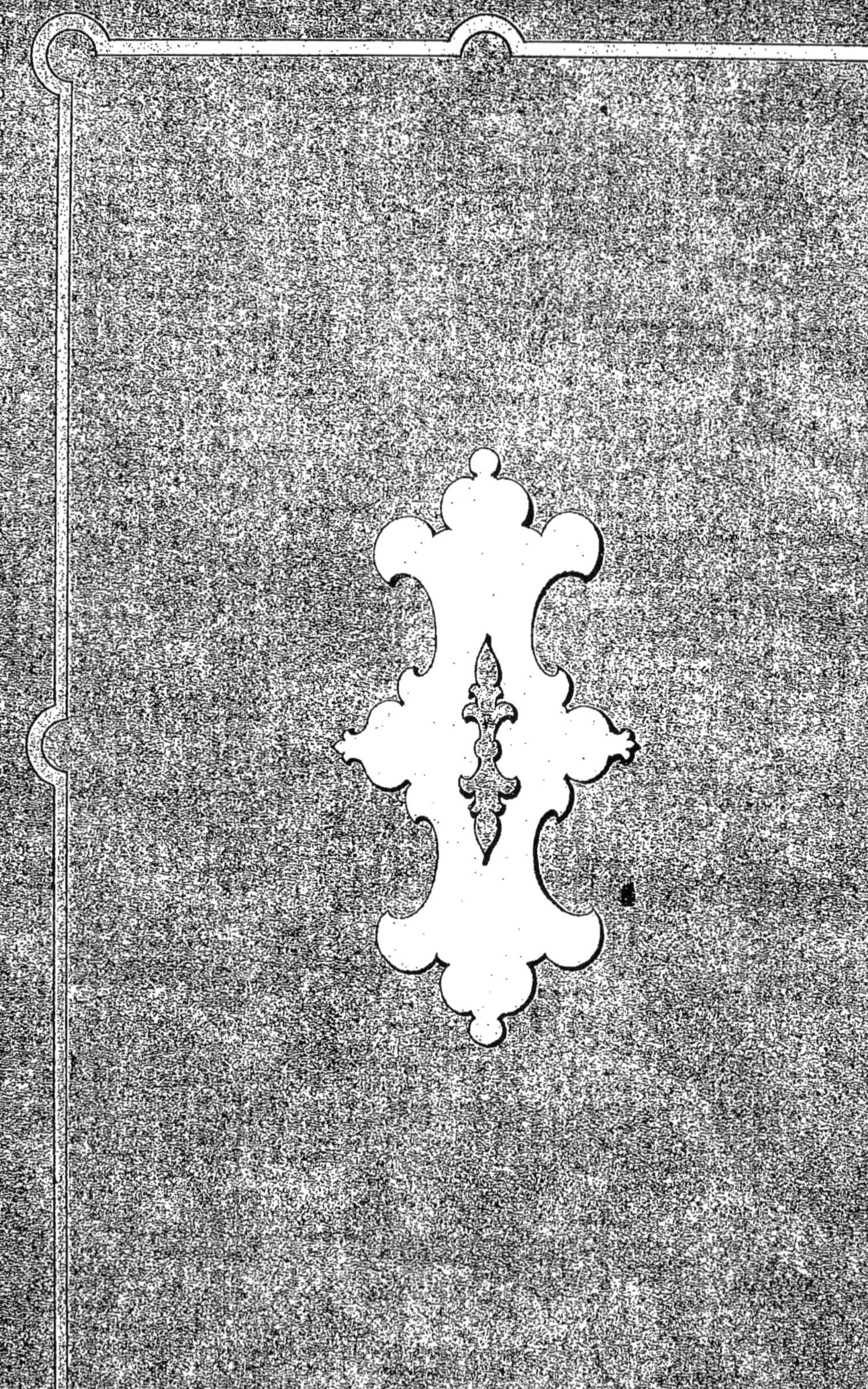

LAVOISIER — IMP. LITH. de la Compagnie des Eaux Gazeuses naturelles de Table

www.ingramcontent.com/pod-product-compliance
Ingram Content Group UK Ltd.
Pitfield, Milton Keynes, MK11 3LW, UK
UKHW021153230726
13926UKWH00001B/89